Carlos F. Quesada Molina
Pedro J. Tapia Fernández
Javier Bureo González

Fracturas de pelvis y cadera

Carlos F. Quesada Molina
Pedro J. Tapia Fernández
Javier Bureo González

Fracturas de pelvis y cadera

Acetábulo, subtrocantéreas y diafisarias de fémur

Editorial Académica Española

Imprint

Cover image: www.ingimage.com

Publisher:
Editorial Académica Española
is a trademark of
Dodo Books Indian Ocean Ltd., member of the OmniScriptum S.R.L Publishing group
str. A.Russo 15, of. 61, Chisinau-2068, Republic of Moldova Europe
Printed at: see last page
ISBN: 978-620-3-58574-2

ÍNDICE

CAPÍTULO 1

FRACTURAS DE PELVIS Y ACTETÁBULO

FRACTURAS DE PELVIS

Recuerdo anatómico

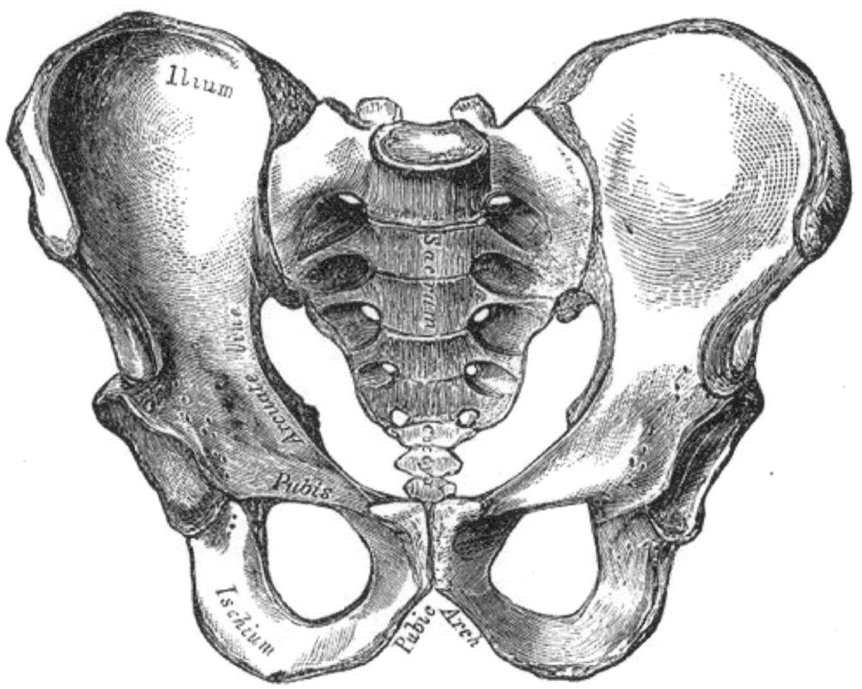

Imagen 1.1. Visión general de la pelvis.

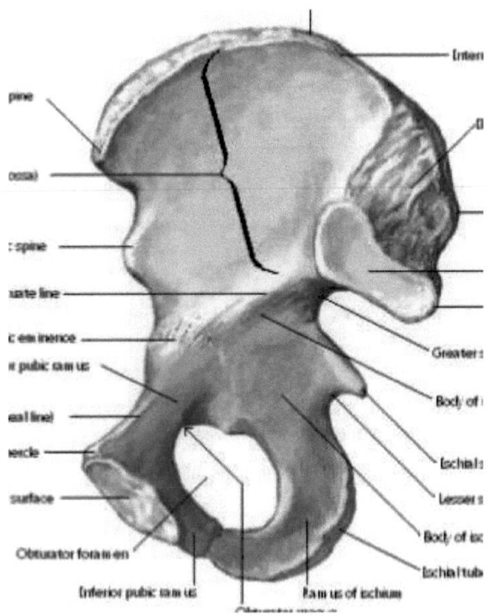

Imagen 1.2. Ilion, isquion y pubis.

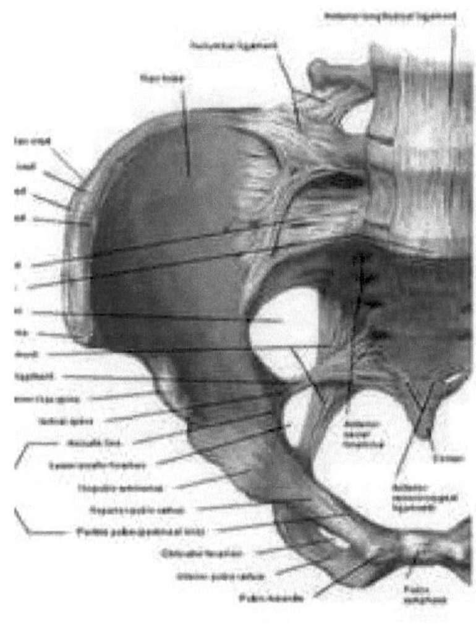

Imagen 1.3. Ligamentos: sacroilíacos, sacroespinoso y sacroisquiático.

Mecanismo de lesión

Existen principalmente dos mecanismo de producción, como en la mayoría de las fracturas:

1. Baja energía:

- Este mecanismo se produce, sobre todo, en personas de más edad.
- No se produce disrupción del anillo pélvico.
- Siempre que nos encontremos con una fractura aislada de una rama es conveniente buscar fracturas asociadas como la de la otra rama, la contralateral o buscar una fractura en la parte posterior del anillo.

2. Alta energía:

- Suelen afectar más a gente joven.
- Son fracturas de mayor envergadura, rompiendo el anillo pélvico.

Clasificación

Existen dos sistemas de clasificación actuales. El primero, la clasificación de Tile divide las fracturas en estables e inestables y en función de la dirección de la inestabilidad.

Por su parte, la clasificación de Young y Burgess establece un criterio de necesidad de estabilización inicial urgente de las fracturas de pelvis y de necesidad de transfusión.

Tabla 1.1. Clasificación de Tile.
Tipo A: ESTABLE. A1. No afecta al anillo. A2. Afecta al anillo.
Tipo B: INESTABILIDAD ROTACIONAL, ESTABILIDAD VERTICAL. B1. Libro abierto. Subtipo 1. Diástasis sínfisis púbica < 2,5cm. Subtipo 2. Diástasis sínfisis púbica > 2,5cm con lesión posterior unilateral. Subtipo 3.Diástasis sínfisis púbica > 2,5cm con lesión posterior bilateral. B2. Compresión lateral. B3. Libro abierto o compresión lateral bilateral.
Tipo C: INESTABILIDAD ROTACIONAL Y VERTICAL. C1. Unilateral. C2. Bilateral. C3. Asociada a fractura acetabular.

Tabla 1.2. Clasificación de Young y Burgess.
LC: COMPRESIÓN LATERAL. Fractura transversa de la rama. 1. Compresión sacra. 2. Fractura en semiluna en la pala ilíaca. 3. Fractura contralateral en libro abierto.
APC: COMPRESIÓN ANTEROPOSTERIOR. Fractura longitudinal de la rama o diástasis de la sínfisis púbica. 1. Separación discreta anterior (sínfisis púbica o sacroilíaca). 2. Separación anterior. 3. Disrupción completa, anterior y posterior.
VS. CIZALLAMIENTO VERTICAL
CM. COMBINACIÓN.

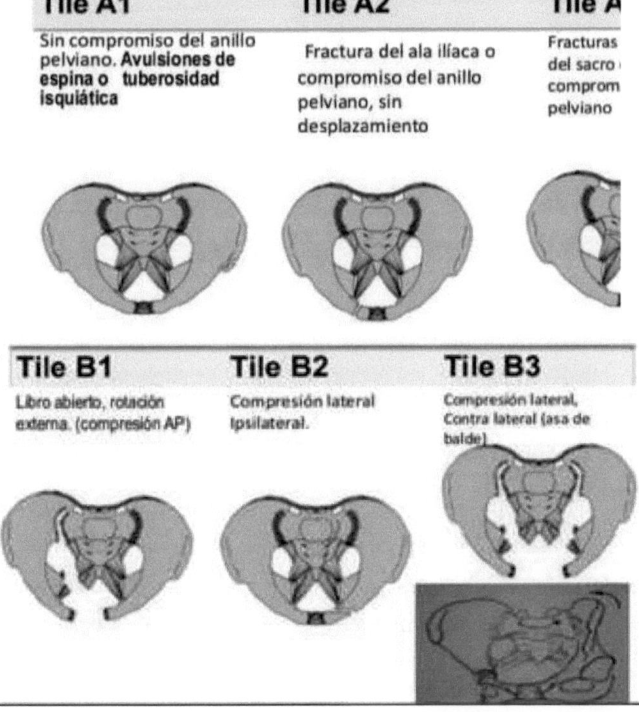

Imagen 1.4. Clasificación de Tile.

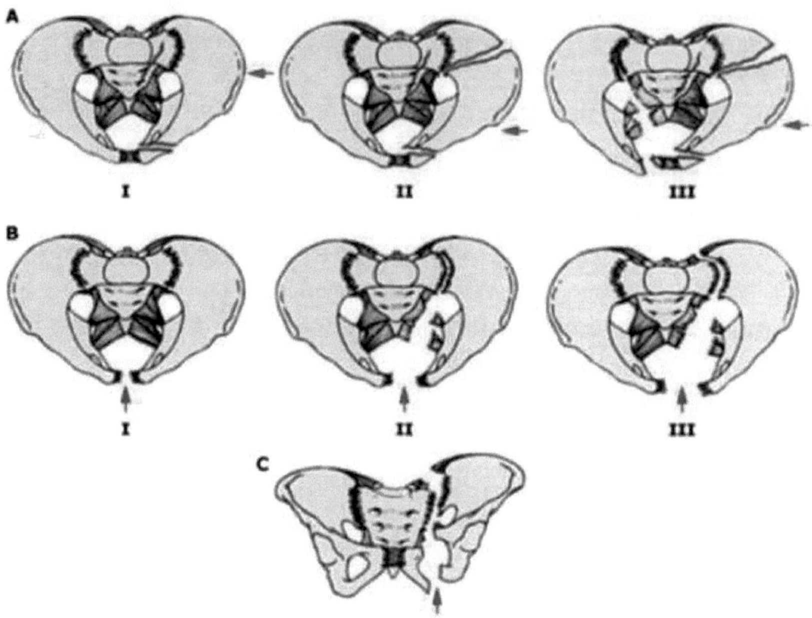

Imagen 1.6. Clasificación de Young y Burguess.

Pruebas de imagen

La principal proyección que se debería realizar y de forma inicial es la proyección anteroposterior de radiografía simple.

Las proyecciones inlet y outlet se realizarán para completar el estudio.

Las proyecciones oblicua alar y obsturatriz son útiles para el diagnóstico de fracturas que afectan al acetábulo.

Hoy en día, ante una fractura de pelvis, se considera obligatorio la realización de un TAC, ya que en la radiografía simple hay lesiones que pueden pasar desapercibidas. Se trata de las lesiones que afectan a la parte posterior del anillo pélvico, como las fracturas de sacro o las luxaciones sacroilíacas.

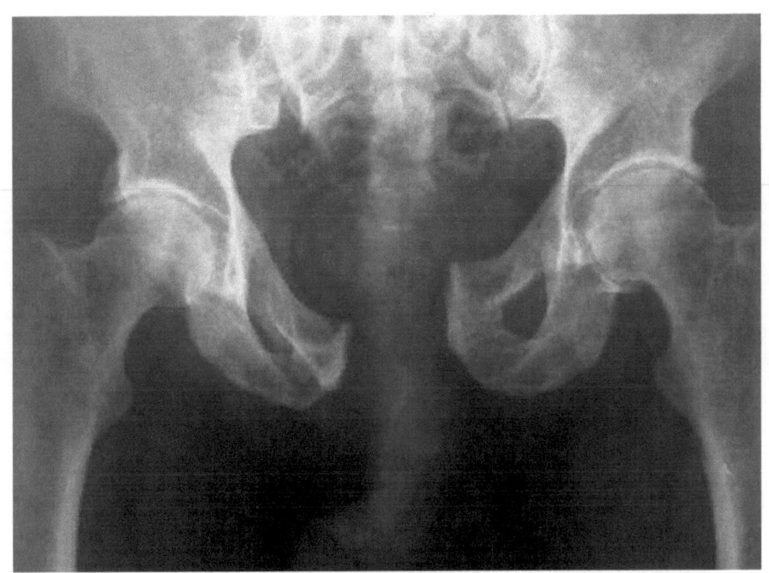

Imagen 1.7. Fractura de pelvis con diástasis de la sínfisis púbica.

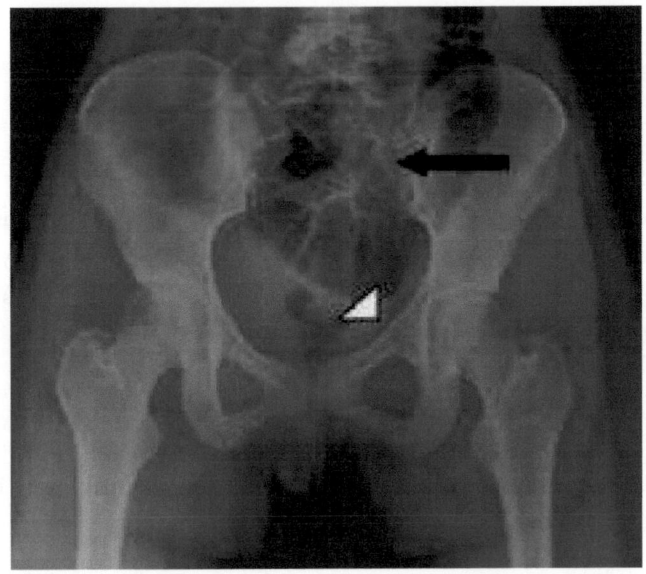

Imagen 1.8. Discontinuidad del anillo pélvico y fractura en ala sacra.

Complicaciones

- Sangrado:

Es la complicación más frecuente y se debe a la estrecha relación de las ramas arteriales con el anillo pélvico.

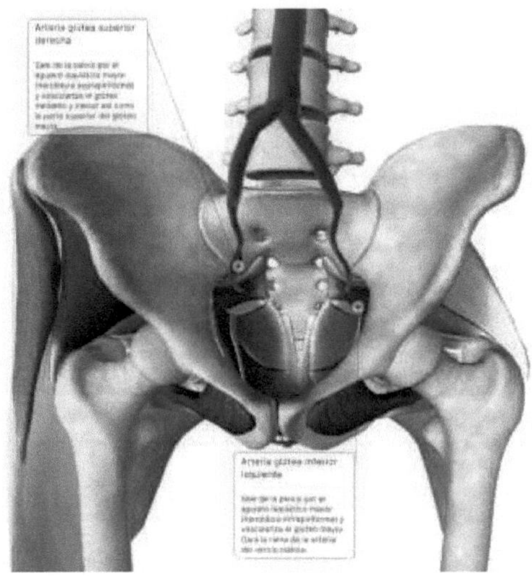

Imagen 1.9. Relación anatómica entre las arterias ilíacas internas y la cara anterior de las articulaciones sacroilíacas.

Ante la presencia de una situación de inestabilidad clínica o de hipotensión es preciso buscar otros focos de sangrado. Para ello, hay que hacer una exploración física meticulosa y proyecciones radiográficas de extremidades. Para buscar un sangrado abdominal, la ECOFAST es la que más se emplea en la actualidad, así como el Tac de abdomen con contraste.

Para el control del sangrado de origen pélvico, lo más importante es la estabilización de la fractura con un método de fijación provisional y rápida de realizar, la fijación externa.

La fijación interna de forma aguda tiene el riesgo de descompresión del espacio retroperitoneal en fracturas en libro abierto o con inestabilidad vertical.

Si el control de la hemorragia no se consigue con la fijación externa, se procederá a realizar una angiografía con embolización para las lesiones arteriales.

El empaquetado pélvico estaría indicado en los que el proceso anterior no haya sido suficiente o no se haya podido llevar a cabo.

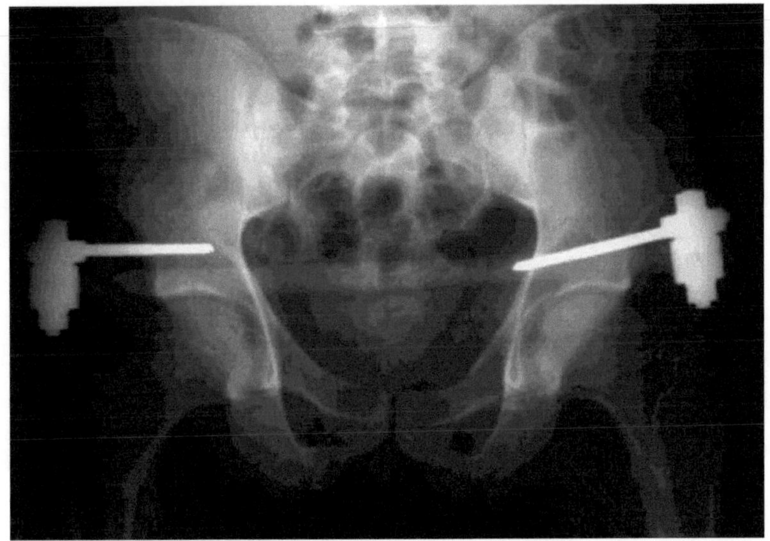

Imagen 1.10. Fijación externa de la pelvis.

- Rotura vesical y uretral:

La rotura vesical es una complicación relativamente frecuente y ensombrece el pronóstico del paciente. Clínicamente, la manifestación más relevante es una hematuria. Se trata, sobre todo, de roturas extraperitoneales.

Lo primero es descartar un origen uretral mediante uretrografía. Si esta es normal, se procede a hacer una urografía retrógrada.

Las lesiones intraperitoneales requieren una reparación quirúrgica precoz.

La rotura uretral, por su parte, presenta menor frecuencia que la anterior, pero también reviste criterios de gravedad. Como se ha indicado antes, el diagnóstico se realiza mediante uretrografía.

Normalmente, se trata de varones con sangre en el meato uretral. También, es llamativo un hematoma perineal; de ahí la importancia de una correcta exploración física en busca de equimosis o abrasiones perineales ante un paciente con fractura de pelvis.

- Lesión genital:

En las mujeres, lo más frecuente es la lesión en la vagina.

Tratamiento

El tratamiento diferido de elección es la reducción abierta de las fracturas desplazadas y la fijación interna mediante osteosíntesis con placas y tornillos. Generalmente, se usa una placa anterior sobre la sínfisis púbica y, para la estabilización de la parte posterior, se puede emplear un tornillo iliosacro o una placa por vía anterior. Dicho tornillo no se puede colocar a compresión si la fractura pasa a través de los agujeros de conjunción, ya que comprimiría las raíces sacras.

Si parte de los ligamentos sacroilíacos están indemnes (tipo APC I y II de Young y Bourgess) no sería necesario realizar una estabilización de los mismos.

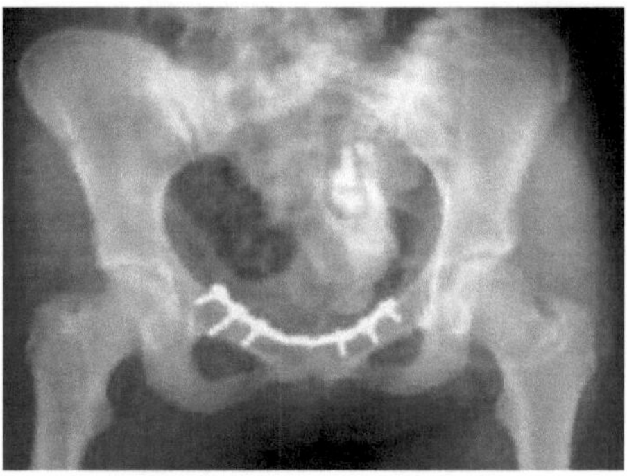

Imagen 1.11. Osteosíntesis mediante placa de la sínfisis púbica.

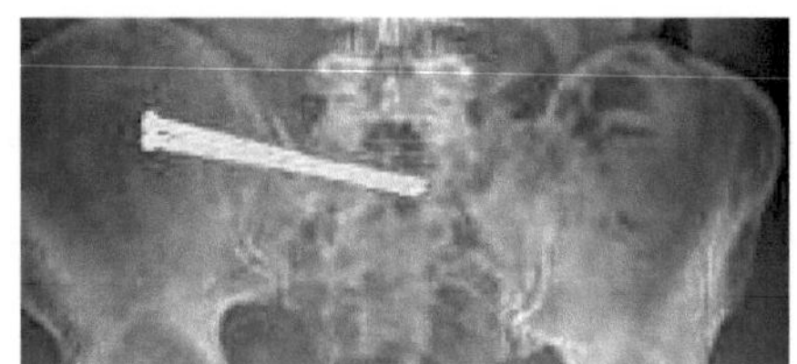

Imagen 1.12. Tornillos sacroilíacos.

FRACTURAS DE ACETÁBULO

Recuerdo anatómico

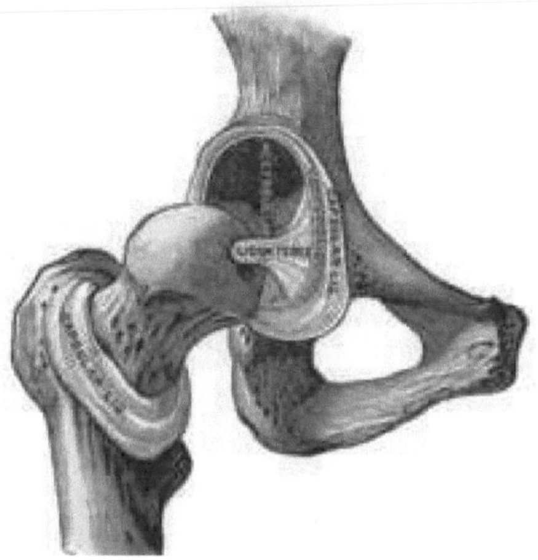

Imagen 1.13. Articulación coxofemoral.

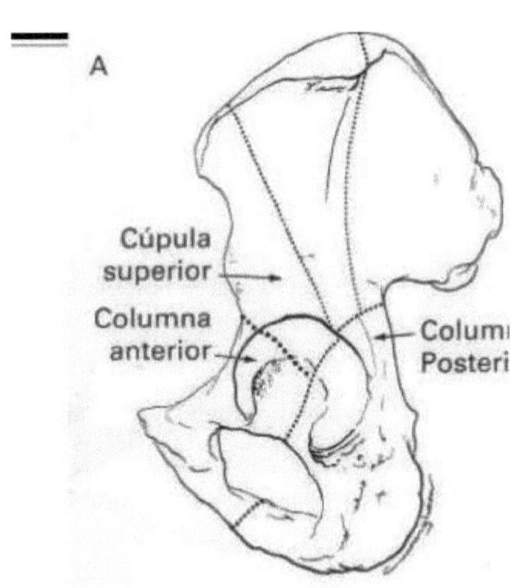

Imagen 1.14. Columna anterior y posterior del acetábulo.

Mecanismo de lesión

Generalmente se trata de traumatismo de alta energía en la que el vector de fuerza es ocasionado por una carga axial del miembro inferior hacia el acetábulo; también, se producen por compresión lateral del trocánter mayor sobre el acetábulo.

Lo más frecuente es la afectación de la pared posterior, también presente en las luxaciones coxofemorales posteriores.

Clasificación

Se emplea de la Judet y Letournel, basada en la localización de la fractura, si es en columna o pared, anterior o posterior.

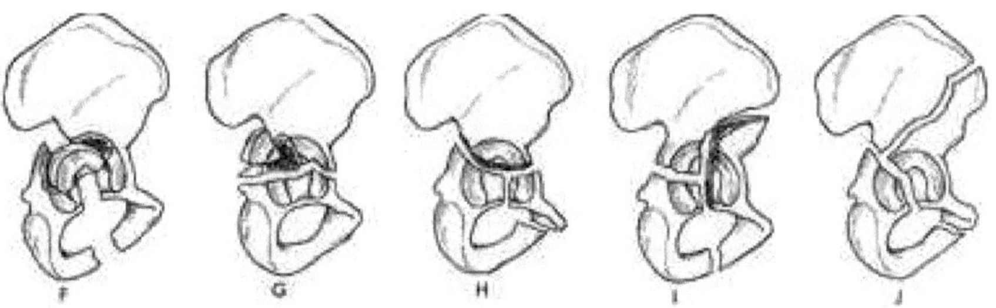

Imagen 1.15. Clasificación de Judet y Letournel.

Diagnóstico

La prueba de imagen esencial es un estudio con radiología simple, que incluye las siguientes proyecciones:

- AP de pelvis.
- AP de cadera.
- Oblicua obsturatriz para estudio de la columna anterior.
- Oblicua alar para estudio de la columna posterior.

Por su parte, hay una serie de referencias anatómicas que debemos buscar en las proyección AP de cadera en aras de encontrar afectación de cada columna y pared, que son los siguientes:

- Línea innominada.
- Línea ilioisquiática.
- Lágrima.
- Techo.
- Borde posterior.
- Borde anterior.

Una vez se sospeche la fractura acetabular, es esencial realizar un estudio con TAC para definir mejor el tipo de fractura y su trazo con exactitud.

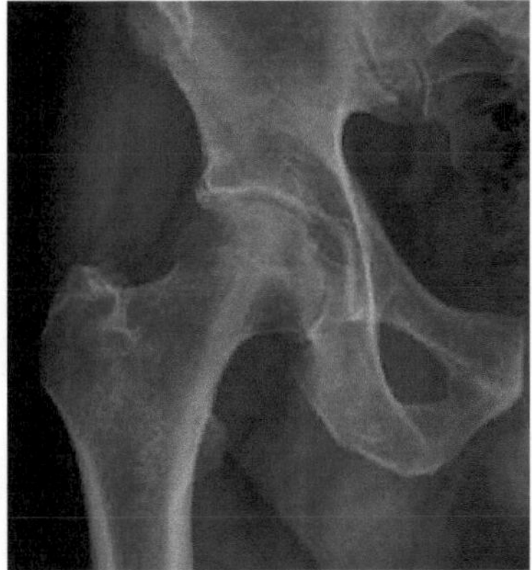

Imagen 1.16. Radiografía AP de cadera.

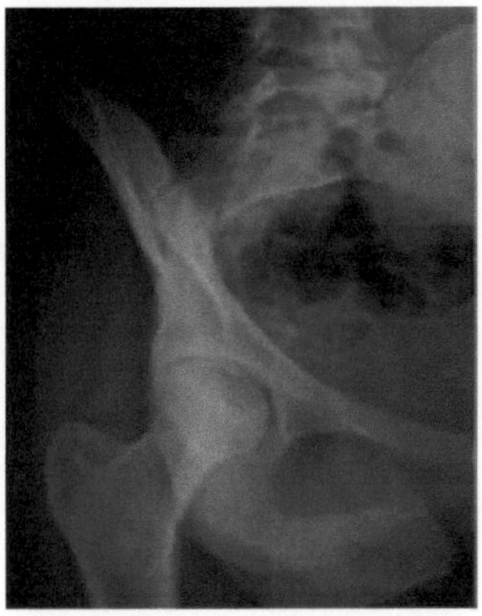

Imagen 1.17. Proyección oblicua obsturatriz.

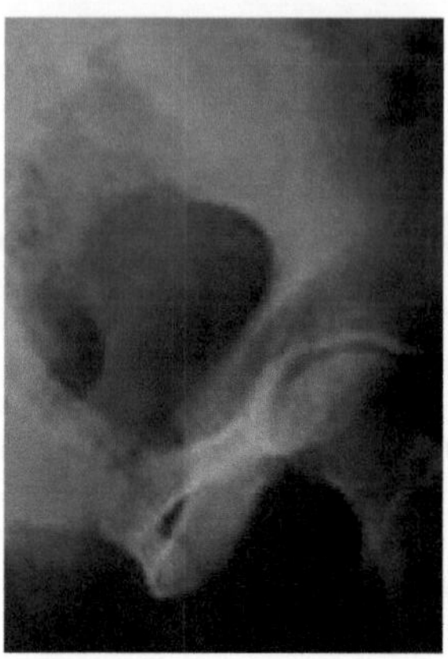

Imagen 1.18. Oblicua alar.

Tratamiento

Se llevará a cabo un tratamiento conservador mediante descarga durante 3 meses en aquellas fracturas sin desplazamiento o en las que afectan a la columna anterior baja.

Aquellas fracturas que cursen con desplazamientos o con inestabilidad posterior, serán subsidiarias de tratamiento quirúrgico. Se lleva a cabo con osteosíntesis mediante placa y tornillos.

CAPÍTULO 2

FRACTURAS PROXIMALES DE FÉMUR

Epidemiología

Las fracturas de cadera conforman una patología que origina un gran impacto social y económico por su alta prevalencia entre la población anciana, y más aún, en sociedades envejecidas como la nuestra. En España se producen aproximadamente 36.000 fracturas de cadera al año. El 90.5% de los pacientes que las sufren son mayores de 65 años. La edad de los pacientes condiciona una comorbilidad muy importante, estando asociadas frecuentemente a enfermedades graves del sistema respiratorio, cardiovascular, metabólico... Se relacionan etiológicamente con el déficit de masa ósea, justificando una proporción de mujeres/hombres que la sufren de 4/1, dada la osteoporosis que acarrea la menopausia.

La mortalidad de las fracturas de cadera se sitúa en torno al 30% en el primer año, siendo el 5% de ellas intrahospitalarias. El coste económico asociado también en el primer año en España asciende hasta los 12000€. Solo la mitad de los pacientes vuelven al mismo nivel funcional previo a la fractura.

El tratamiento de elección es quirúrgico en la mayoría de los pacientes, quedando reservado el tratamiento conservador a pacientes no deambulantes o escasamente deambulantes con pluripatologías que contraindiquen el tratamiento quirúrgico. En el momento actual, se recomienda operarlas antes de las primeras 24-48 horas, pues se ha comprobado un aumento de la morbimortalidad pasadas estas horas.

Dadas las comorbilidades que suelen asociar la mayor parte de estos pacientes, en las últimas décadas, se ha desarrollado en gran parte de los hospitales unidades de Ortogeriatría, equipos multidisciplinares (traumatólogos, geriatras/internistas, nutricionistas, fisioterapeutas...) que han mostrado conseguir una disminución de las complicaciones y de la mortalidad, así como reducir la demora quirúrgica y el tiempo de hospitalización.

Clasificación

Clásicamente se han clasificado según la región anatómica a la que afectasen (cabeza, cuello, basicervicales, del macizo trocantéreo o subtrocantéreas), pero desde un punto de vista práctico la vamos a abordar según su relación con la cápsula articular. De esta forma, se distinguen dos grupos: intracapsulares y extracapsulares. Las principales diferencias que llevan a la distinción en estos dos grupos se resumen en la *Tabla 1.*

Tabla 2.1. Diferencias entre fracturas intracapsulares y extracapsulares de cadera.

Características	Intracapsulares	Extracapsulares
Edad (años)	60-80	>80
Desplazamiento	Menor	Mayor
Determinante de gravedad	Desplazamiento	N.º de fragmentos
Origen de complicación	Vascular (no unión, osteonecrosis)	Mecánico (malunión)
Manejo	Osteosíntesis (tornillos, FNS…) /Artroplastia / Conservador	Osteosíntesis (placa-tornillo deslizante, enclavado endomedular…)

FRACTURAS INTRACAPSULARES

Las fracturas intracapsulares de cadera son aquellas que ocurren en la región femoral incluida en la cápsula articular. Para comprender la historia natural y el tratamiento de este tipo de fracturas cobra especial importancia la vascularización de la cabeza y cuello femorales. Existen tres grupos arteriales:

- Anillo vascular extracapsular, formado por las arterias circunflejas medial y lateral, procedentes de la arteria femoral profunda. Ambas forman un anillo que discurre por la base del cuello femoral y originan las ramas retinaculares que ascienden por el cuello femoral. Estas ramas son de extremada importancia en la vascularización de la cabeza.
- Arteria del ligamento redondo: es rama de la arteria obturatriz y llega a la fóvea del ligamento redondo a través de dicho ligamento. Contribuye de forma anecdótica a la vascularización, de hecho, no es funcional en el 30% de los pacientes.
- Vasos intraóseos: procedentes de los grupos previos, forman anastomosis entre sí en el interior del hueso. Tienen la capacidad de revascularizar tras romperse en una fractura, pero para ello precisan de estabilidad y de reducción anatómica de la fractura.

En el pasado se creía que era preciso evacuar el hemartros secundario a la fractura para evitar que la presión intraarticular colapsase las ramas retinaculares, pero estudios recientes no han demostrado su utilidad y es una práctica en desuso.

La traducción anatomo-clínica de esta vascularización es que cuanto más proximal sea el trazo de fractura (hacia la cabeza femoral), mayor número de arteriolas se lesionan. Así, en la fractura subcapital se compromete el riego sanguíneo de la cabeza, teniendo asociada una alta tasa de necrosis avascular. Otro factor determinante es el desplazamiento de la fractura, a mayor desplazamiento, mayor rotura de vasos y, por tanto, mayor riesgo de necrosis avascular.

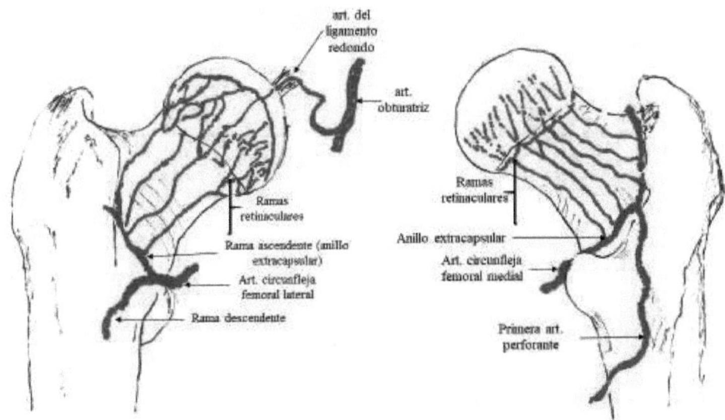

Imagen 2.1. Representación esquemática de la vascularización de la región proximal del fémur. Visión anterior y posterior.

Existen varias clasificaciones para las fracturas intracapsulares, de ellas, las de mayor uso en la actualidad son tres:

- Clasificación de Garden: es la más utilizada en la práctica clínica, aunque la correlación interobservador es baja. Se clasifica en cuatro grupos basados en el desplazamiento de la fractura, que se pueden resumir para fines pronósticos en dos: no desplazada (tipos I y II) y desplazadas (tipos III y IV).
    - Tipo I: incompleta, con las trabéculas inferiores intactas, impactada en valgo.
    - Tipo II: no desplazada.
    - Tipo III: completa con desplazamiento parcial en varo.

- Tipo IV: completa con la cabeza totalmente desplazada.

- Clasificación de Pauwels: está basada en la angulación del trazo de fractura. Al aumentar dicho ángulo, aumenta la inestabilidad de la fractura por un aumento de las fuerzas de cizallamiento. Está en desuso.
  - Tipo I: la fractura es relativamente horizontal, con una inclinación <30°, lo que provoca que predominen las fuerzas de compresión frente a las de cizallamiento.
  - Tipo II: 30°-50°
  - Tipo III: >50°, predominan las fuerzas de cizallamiento, haciéndolas muy inestables.
- Clasificación de la AO/OTA. Clasifica las fracturas en función a su localización y el grado de desplazamiento. Principalmente usada para investigación.

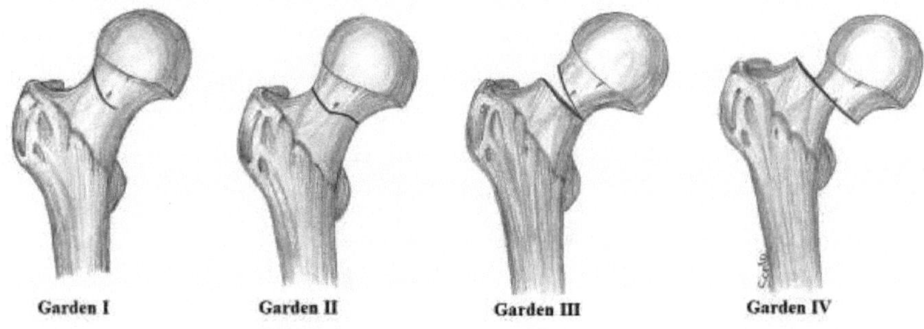

Imagen 2.2. Clasificación de Garden.

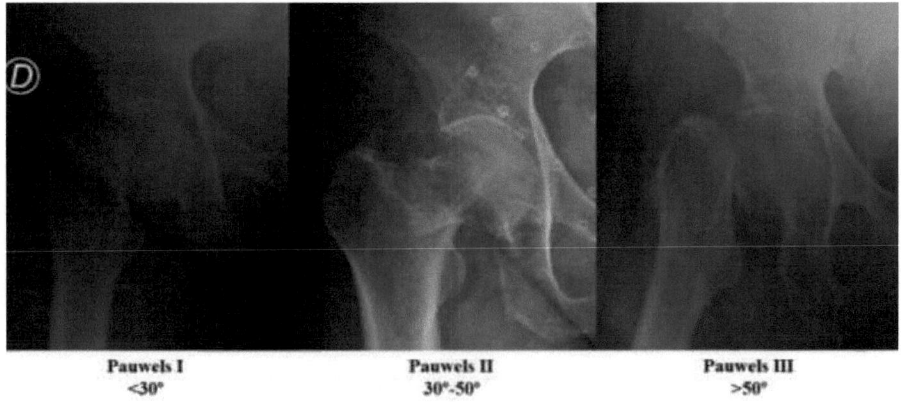

Imagen 2.3. Clasificación de Pauwels.

El principal determinante de la evolución de estas fracturas es el grado de desplazamiento. Las principales complicaciones son:

- Necrosis avascular de la cabeza femoral (20-85% de los casos).
- Pseudoartrosis (10-40%).
- Artrosis secundaria.
- Colapso tardío que condiciona deformidad secundaria, principalmente en forma de acortamiento y/o varo (10-30%).

Tratamiento

- Conservador:

El tratamiento conservador o "skillful neglect" está reservado sólo para pacientes no deambulantes o con un riesgo quirúrgico inasumible. Generalmente consiste en reposo "cama-sillón" junto con control del dolor. Muchos autores rechazan esta modalidad de tratamiento por tener unos resultados poco controlables.

- Quirúrgico:

El mejor momento para realizar la intervención dependerá de la edad del paciente y sus comorbilidades. En pacientes jóvenes, se intentará intervenirlos cuanto antes para prevenir la osteonecrosis de la cabeza. Sin embargo, en pacientes añosos o con comorbilidades se preferirá diferir la intervención para optimizar al paciente, siempre intentando realizarlo en las primeras 48 horas.

A la hora de la toma de decisión para la elección del implante se tendrán en cuenta múltiples factores, siendo los más determinantes la edad (cronológica y biológica) del paciente y el grado de desplazamiento. Otros condicionantes son la osteoporosis, artrosis, conminución...

Osteosíntesis

La osteosíntesis de la fractura queda reservada para fracturas no desplazadas y para algunas desplazadas (principalmente en pacientes jóvenes). Está contraindicada en fracturas patológicas. El implante más extendido es un montaje en triángulo invertido con tornillos canulados, aunque algunos cirujanos prefieren sistemas de placa-tornillo deslizante como el DHS. En los últimos años han aparecido dispositivos como el Femoral Neck System (FNS) de DePuy Synthes.

Generalmente se utilizan tornillos canulados de 6.5, 7 o 7.3 mm con rosca parcial para conseguir compresión del foco. El posicionamiento correcto de los tornillos es clave en el éxito de la cirugía. El tornillo inferior debe estar colocado muy próximo al calcar (cortical medial del cuello femoral) para evitar el desplazamiento en varo. El tornillo posterior debe ubicarse próximo a la cortical posterior evitar la retroversión. Es recomendable el uso de arandelas para prevenir la penetración de las cabezas de los tornillos en huesos poróticos. El ajuste final de los tornillos se debe realizar de forma simultánea para realizar una compresión uniforme en el foco de fractura.

En el caso de las fracturas desplazadas en jóvenes o en ancianos activos sin artrosis se realiza reducción (preferentemente cerrada, ya que abierta aumenta en gran medida la posibilidad de necrosis avascular) previo a la fijación. El tiempo no es un factor tan decisivo como se pensaba antes, siendo mucho más importantes la reducción anatómica ángulo cérvico-diafisario (ángulo cérvico-diafisario entre 130º.150º y anteversión de 0º-15º) y la correcta colocación de los tornillos.

Artroplastia

Consiste en reemplazar el cuello y cabeza femoral por una prótesis con el objetivo de devolver al paciente a su nivel funcional previo a la lesión. Las indicaciones de estas técnicas son: edad >60 años con fracturas desplazadas (Garden III-IV), artritis reumatoide o artrosis coxofemoral, fracturas patológicas, fallo de la osteosíntesis previa... Las características de dicha prótesis dependen de la edad del paciente, sus comorbilidades y su demanda funcional.

- Prótesis Total de Cadera (PTC): consiste en reemplazar tanto el componente femoral como el acetabular. Es el implante de elección tras el fallo de la osteosíntesis. Las indicaciones de PTC como tratamiento primario de las fracturas de cuello femoral son controvertidas. En general, se acepta utilizarlo en pacientes entre 60 y 80 años con alta demanda funcional, en fracturas patológicas en pacientes jóvenes y en pacientes con antecedentes de artrosis avanzada o de artritis reumatoide con afectación de la cadera. Tiene mayor tasa de luxación que las PTC implantadas sin fractura previa.
- Prótesis Parcial de Cadera (PPC): consiste en el reemplazo únicamente del componente femoral, dejándolo articulado directamente con el acetábulo nativo. Es de elección en pacientes con una demanda funcional baja, de edad fisiológica avanzada o edad cronológica >80 años. Es el implante más utilizado, dadas las características de la mayoría de los pacientes que sufren este tipo de fracturas. Existen variables a tener en cuenta en este tratamiento:
    - Bipolar o unipolar: las prótesis bipolares surgieron como un intento de reducir el desgaste que provoca la fricción del par metal-cartílago del implante y el acetábulo al

añadir un polo móvil interno. Existe gran disparidad entre los resultados en distintos estudios, aunque parece que con el seguimiento a más de siete años se encuentra menor tasa de luxación y de desgaste acetabular. Son necesarios más estudios para justificar su mayor coste.

- Cementada o no cementada: los primeros vástagos para hemiartroplastias fueron diseñados para su implante no cementado. Sin embargo, los vástagos cementados han reducido el dolor de muslo postoperatorio y la incidencia de fracturas periprotésicas y permiten una movilidad más precoz.
- Abordaje quirúrgico: está relacionado con la tasa de luxaciones e infecciones, con la pérdida hemática, la duración de la cirugía y otras complicaciones posteriores (debilidad de glúteos, por ejemplo). No se ha encontrado ningún abordaje perfecto, aunque se ha identificado una mayor tasa de luxaciones en el abordaje posterior y una recuperación más rápida y menos dolorosa con el abordaje anterior directo.

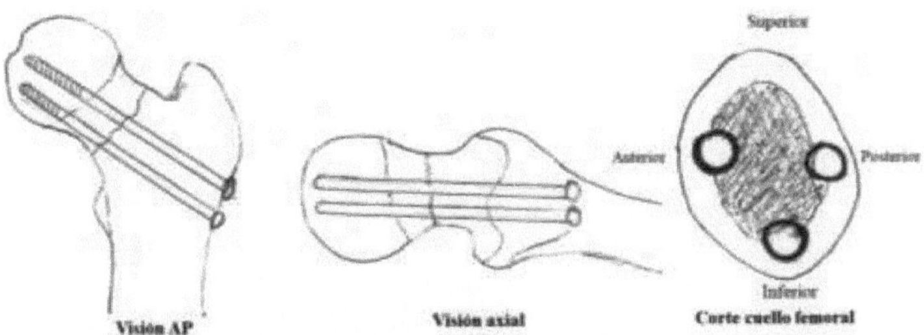

Imagen 2.4. Posición de los tornillos canulados.

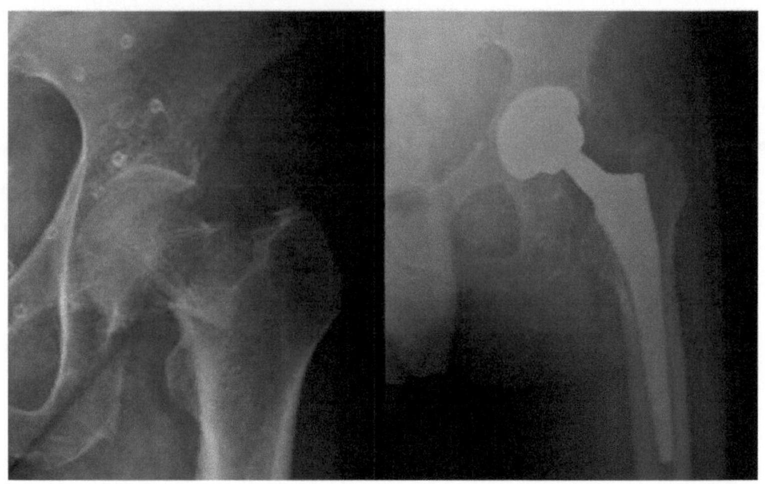

Imagen 2.5. Artroplastia total en mujer de 61 años activa e independiente con fractura transcervical de cadera izquierda.

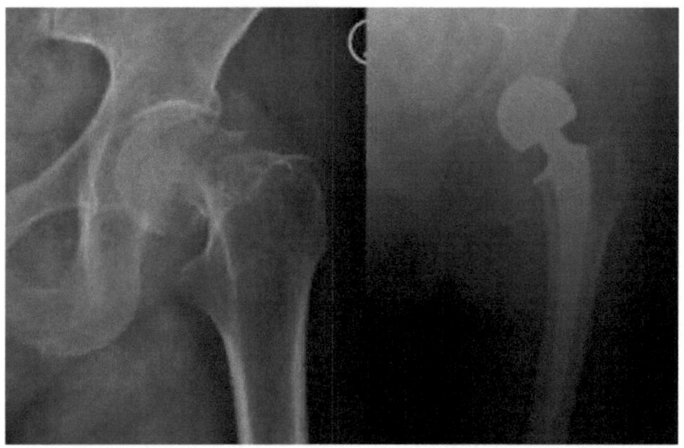

Imagen 2.6. Hemiartroplastia en mujer de 85 años que previamente deambulaba con ayuda de un bastón con fractura transcervical de cadera izquierda.

FRACTURAS EXTRACAPSULARES

Las fracturas extracapsulares o pertrocantéreas son aquellas situadas en la región anatómica delimitada proximalmente por la línea imaginaria que une la fosita piriforme y el borde superior del trocánter mayor y distalmente por una línea perpendicular a la diáfisis femoral a la altura del borde inferior del trocánter menor. Las fracturas basicervicales se encuentran en la zona de inserción de la cápsula y comparten problemas de ambos tipos de fracturas. En el caso de las fracturas extracapsulares el principal problema no es vascular sino mecánico. Estas fracturas dejadas a su libre evolución consolidarán, pero generalmente de una forma viciosa (varo, rotación externa y/o acortamiento son las deformidades residuales principales).

Existen distintos sistemas de clasificación de estas fracturas, aunque no está extendido el uso de ninguno de ellos. Este tipo de fracturas se suelen dividir en dos grupos según su estabilidad. De esta forma, se consideran inestables cuando cumplen una o más de los siguientes criterios:

- Conminución de la cortical posteromedial: si no se consigue reducir esta cortical, la fractura colapsará en varo y será inestable rotacionalmente.
- Trazo de fractura. Debido al eje mecánico del fémur, el patrón de fractura más estable es el perpendicular al cuello femoral. Los trazos oblicuos inversos (intertrocantéricos) o aquellos que van desde la cortical medial hacia distal y lateral tenderán al desplazamiento y al colapso. Los trazos con extensión subtrocantérea también son inestables.
- Afectación de la cortical lateral y/o de la pared posterior del fémur proximal. Ambas actúan como soporte del fragmento proximal. Su afectación puede conducir a un excesivo colapso de la fractura.
- Inestabilidad rotacional. Esta se observa sobre todo en las fracturas basicervicales, en las cuáles el fragmento proximal tiende a rotar cuando introducimos el implante.
- Mala calidad ósea. Puede producir un colapso de la fractura, aunque ésta sea intrínsecamente estable.

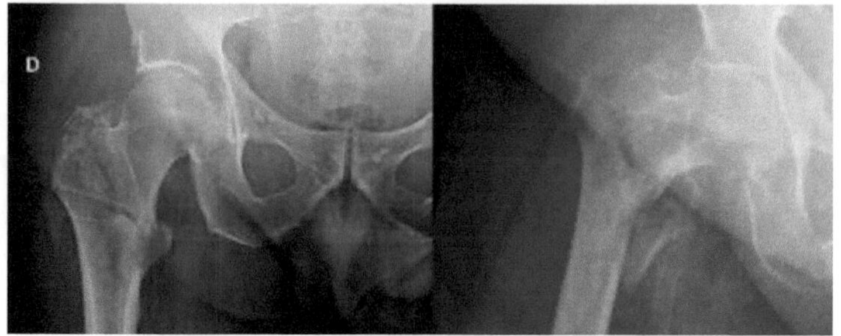

Imagen 2.7. Fractura estable (izquierda) e inestable (derecha).

Tratamiento

- Conservador:

El tratamiento conservador se reserva únicamente para pacientes ambulatorios o no previamente con un riesgo anestésico inasumible. Es una opción de tratamiento poco llevada a cabo en la actualidad pues aumenta enormemente la morbimortalidad, asocia un gran riesgo de úlceras de decúbito, infecciones de orina, neumonías... Consiste en una fuerte analgesia y tratar a los pacientes como si estuvieran operados, sentándolos precozmente según tolerancia del dolor.

- Quirúrgico:

Es la opción de tratamiento más frecuente. El tratamiento consiste en restablecer un correcto alineamiento cervicocefálico en un ángulo igual o próximo al anatómico a la vez que permitamos un posterior colapso controlado de la fractura. Hay dos principales líneas de tratamiento según el implante elegido (intra o extramedular). Sin embargo, todas comienzan con la reducción de la fractura, que es el paso más importante para prevenir las complicaciones mecánicas posteriores.

La posición habitual es con el paciente en decúbito supino en mesa de tracción. Se van realizando distintos movimientos y rotaciones con ayuda de esta mesa para intentar restaurar la anatomía mientras se controla con escopia tanto en el plano AP como en el axial de la cadera intervenida. Normalmente se comienza con tracción para desimpactar los fragmentos, aducción y rotación interna. Esto conseguirá reducir hasta la mitad de las fracturas. Se ha de tener en cuenta que la rotación interna producirá una varización de la fractura en el plano AP y una apertura posterior del foco de fractura en el plano axial mientras que la rotación externa producirá un aumento del valgo en el plano AP y una apertura hacia anterior de la fractura en la proyección axial. Utilizando la mesa de tracción únicamente podremos corregir malrotaciones, deformidades en varo y el desplazamiento posterior del fragmento proximal. Para el resto de deformidades necesitaremos otros medios de reducción, ya sea indirecta mediante la introducción percutánea de instrumental como Hohmann, ganchos de Lambotte, ball-spike... o reducción directa mediante apertura del foco de fractura.

Consideramos una reducción como aceptable si presenta entre 5° de varo y 20° de valgo en el plano AP respecto a la cadera contraria y >10 grados de diferencia en el plano axial. Se es más tolerante con el valgo porque contribuye a una correcta compresión de la fractura. El varo origina todo lo contrario, pudiendo ocasionar un fracaso de la osteosíntesis. Además, condiciona un acortamiento de la extremidad que puede llevar a cojera.

La reducción y síntesis del trocánter menor, que normalmente se encuentra conminuto y desplazado por la tracción del psoas iliaco es complicada y aumenta demasiado el tiempo quirúrgico sin aportar grandes ventajas, por lo que es un gesto en desuso. Tras la reducción, se realiza la osteosíntesis con un implante extramedular o intramedular.

Fijación extramedular

El dispositivo de elección es la placa-tornillo deslizante o DHS. Está compuesto por una placa (de dos o de cuatro orificios) que se aplica en la cortical lateral del fémur proximal y un tornillo que la atraviesa que se dirige a la cabeza. El deslizamiento del tornillo sobre la placa permite cierto grado de movimiento en una dirección controlada que favorece el colapso y compresión de la fractura aumentando también la estabilidad intrínseca de la misma ya que transforma las fuerzas flexoras de la carga en fuerzas de compresión. Una de las principales limitaciones es el deslizamiento excesivo del tornillo cefálico, lo que lleva a una pérdida de la reducción. Esta complicación es más frecuente en las fracturas inestables. Por ello, es el dispositivo de elección en fracturas estables por su menor precio, técnica quirúrgica sencilla y amplia experiencia de uso, pero no se utiliza en fracturas inestables.

Fijación endomedular

Consta de un clavo que se introduce en el canal medular femoral, un tornillo o lámina cefálica (en determinados modelos de clavo se introducen dos y hasta tres tornillos cefálicos) y tornillos de bloqueo en la región distal del clavo.

Presentan ventajas teóricas respecto al DHS, aunque no existe evidencia científica clínica de calidad de superioridad de un tipo de implante respecto al otro. Las ventajas biológicas consisten en que no se lesiona la vascularización del periostio y se produce menor exposición del hematoma del foco de fractura. La ventaja mecánica más evidente es que la carga no está únicamente soportada por el material de osteosíntesis, sino que se comparte con el hueso. Además, se produce un brazo de palanca más corto, reduciendo las fuerzas que soporta el clavo disminuyendo así las complicaciones. Como desventajas respecto al DHS, presenta una mayor incidencia de fracturas periimplante (1.9% DHS versus 2.7% clavo) y se produce un efecto punta en la región femoral en contacto con el extremo distal del clavo que provoca hipertrofia cortical local y dolor en muslo.

Los clavos endomedulares permiten la compresión de la fractura en el sentido diafisario si no se bloquea distalmente o se hace un bloqueo dinámico. Al rellenar el canal medular previenen el excesivo colapso secundario y actúa como contrafuerte reduciendo el desplazamiento medial de la diáfisis dando una mayor estabilidad a la reducción.

La elección de la longitud del clavo depende de la estabilidad de la fractura. Los clavos largos se utilizan generalmente para fracturas inestables con extensión subtrocantérea. Sin embargo, en fracturas estables, los clavos largos no aportan ventajas respecto a los cortos. El bloqueo distal es obligatorio en fracturas con patrón axial o inestables de forma rotacional. No se han mostrado diferencias significativas en realizarlo en fracturas estables y sí la aparición de complicaciones: aumenta la tensión en la punta del clavo, donde se transmiten las cargas durante la bipedestación, aumentando el colapso de la fractura, aparición del fenómeno de stress-shielding o incluso fenómeno de cut-out por excesiva rigidez del montaje.

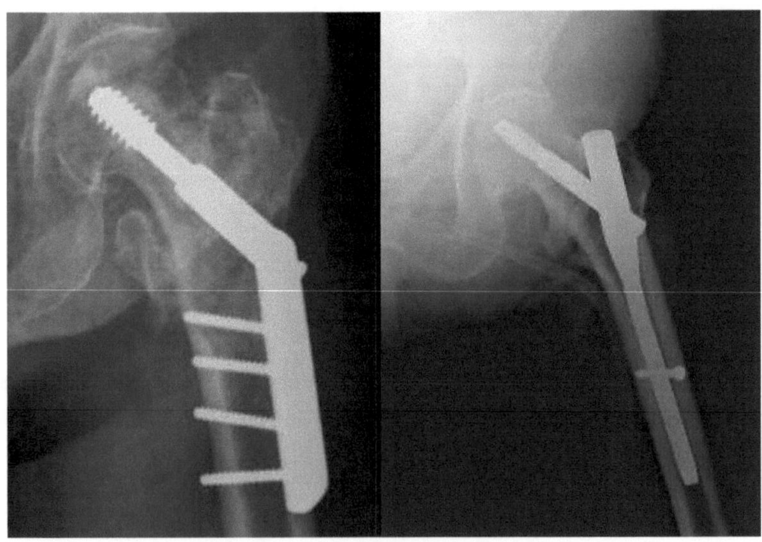

Imagen 2.8. DHS (izquierda) y clavo PFNA (derecha).

Complicaciones

Las complicaciones más frecuentes de este tipo de fracturas son las de origen mecánico, que condiciona un fracaso del implante y en ocasiones precisan otra intervención. Se han descrito varios factores que favorecen la aparición de estas complicaciones.

- Factores no modificables
  - Calidad ósea.
  - Patrón de fractura.
- Factores dependientes del cirujano
  - Reducción de la fractura.
  - Elección del implante: en función de la estabilidad de la fractura.
  - Posición del tornillo/lámina cefálica: se recomienda la posición centro/centro en AP/axial y si no se puede conseguir, se prefiere en cuadrantes inferiores y posteriores.
  - Distancia punta-vértice (tip-apex) de Baumgaertner. Es la distancia que hay entre la punta del dispositivo cefálico y la cortical de la cabeza femoral. Debe ser de entre 10mm a 25mm. Si es mayor, aumentan las complicaciones.

Las complicaciones mecánicas principales son:

- Consolidación viciosa. Lo más frecuente es la consolidación en varo, que al disminuir el ángulo cérvicodiafisario produce acortamiento del miembro y cojera secundaria. En el plano axial, es más común la consolidación en rotación interna, que es mejor tolerada que en rotación externa.
- Pseudoartrosis/No unión. Generalmente se manifiesta como rotura por fatiga del implante. El tratamiento de la misma es quirúrgico, añadiendo injerto o cambiando la osteosíntesis por una artroplastia. En pacientes con alto riesgo quirúrgico se han descrito consolidaciones de pseudoartrosis con el uso de teriparatida, aunque fuera de las indicaciones recogidas en la ficha técnica.
- Fracturas periimplante. Como se ha comentado antes, más frecuentes en la fijación intramedular.
- Fallos del implante por migración. Se pueden dividir en estables/controladas o inestables/no controladas en función de si se mantiene anclada la cabeza femoral.
  - Estables. No hay desplazamiento del fragmento proximal porque sigue solidarizado a la diáfisis.

    - Migración medial o cut-through. La fractura se colapsa pero el tornillo no desliza sobre la placa/clavo, produciendo una penetración articular a través de la cabeza femoral.
    - Migración lateral excesiva o back-out. Se produce un colapso excesivo de la fractura acompañado de un deslizamiento excesivo del implante cefálico. En estos casos la fractura suele consolidar en varo y con acortamiento fruto del colapso.
    - El tratamiento de estas complicaciones suele ser una nueva osteosíntesis añadiendo medidas de aumentación (como la cementación de la lámina). En casos en los que la migración medial haya lesionado las superficies articulares, se opta por la artroplastia.
- Inestables. El fragmento proximal queda libre y se desplaza (primero rota y después se variza). Es un fallo progresivo en el que se distinguen dos fases, la primera o contenida, en la que el tornillo se moviliza pero no perfora la cortical de la cabeza o cuello femoral y la segunda o no contenida, en la que se produce la perforación de la cortical.
    - Superiores o cut-out. Es el fallo más frecuente. Se produce la salida anterosuperior del tornillo cefálico.
    - Mediales o cut-in. Se produce una penetración del tornillo cefálico similar al cut-through pero asociando un efecto de succión.
    - Laterales o pull-out. Se produce la salida lateral del tornillo, perdiendo el montaje al clavo/placa.
    - El tratamiento ha de realizarse en las fases precoces o contenidas para evitar la progresión del daño. En general se opta por la artroplastia como rescate pues la destrucción articular y la pérdida del stock óseo no suelen permitir la osteosíntesis.

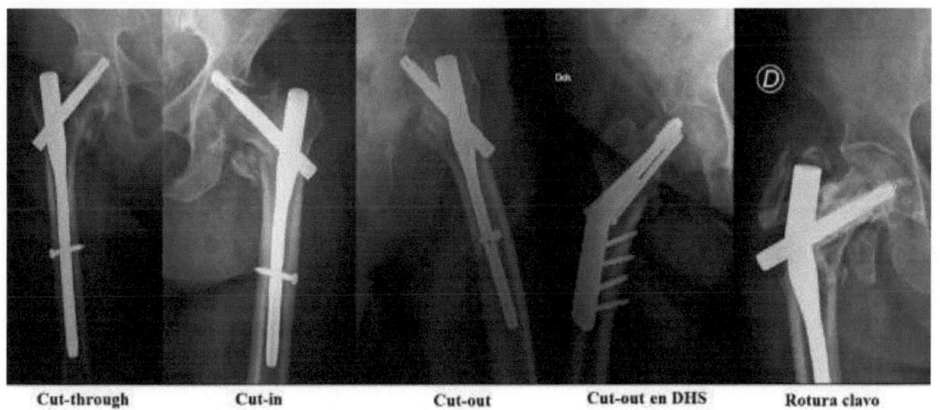

Imagen 2.9. Ejemplos de complicaciones de la osteosíntesis.

CAPÍTULO 3

FRACTURAS SUBTROCANTÉREAS Y DIAFISARIAS DE FÉMUR

Las fracturas subtocantéricas de fémur son aquellas en las que un trazo de la fractura se localiza entre el trocánter menor y 5 centímetros distal a este. Estas fracturas representan el 10-34% de las fracturas de cadera. Dentro de estas, aproximadamente la mitad de ellas corresponden a las fracturas persubtrocantéricas. Estas fracturas suelen tener una incidencia bimodal, con un pico en la juventud, habitualmente ocasionadas por traumatismos de alta energía originando patrones complejos de fractura. El otro pico de incidencia corresponde a la población anciana (un 75% de estas fracturas), habitualmente de predominio femenino debido a la osteoporosis. Estas fracturas también pueden ser producidas, en menor proporción aunque no desdeñable, por lesiones tumores típicamente metastásicas. Las fracturas patológicas de fémur pueden ser la primera manifestación clínica para el diagnóstico de un tumor metastásico. Se ha estudiado, además, la relación de la toma a largo plazo de bifosfonatos con la aparición de fracturas subtrocantéricas y diafisarias de fémur. Estas suelen seguir un patrón atípico, siendo habitualmente de trazo transverso precedidas de pródromos del tipo dolor inguinal o en el muslo (ver final del capítulo).

Las características anatómicas de esta localización las hacen, por lo general, fracturas de difícil tratamiento ya que es una región anatómica sometida a gran estrés biomecánico, lo cual favorece la consolidación viciosa. Además, constituye una zona de tránsito en la que encontramos gran cantidad de hueso esponjoso en la región trocantérica y mucho hueso cortical, siendo una zona pobremente vascularizada que favorece el retraso de la consolidación y la pseudoartrosis. Habitualmente, el músculo iliopsoas produce una flexión y rotación externa del fragmento proximal, el glúteo medio produce abducción del extremo proximal y las fuerzas provocadas por el cuádriceps, los isquiotibiales y los aductores provocan aducción y acortamiento de la diáfisis femoral (Figura 1).

Radiológicamente, las fracturas subtrocantéricas en pacientes jóvenes siguen una morfología transversal con grado variable de conminución debido a un mecanismo de flexión forzada. Los pacientes ancianos con fracturas subtrocantéricas tras traumatismos de baja energía suelen presentar un patrón espiroideo por mecanismo de flexión y torsión (Figura 2). Es de utilidad reconocer bien los patrones de fractura en cada rango de edad para poder descartar posibles casos de fracturas patológicas o atípicas.

La clínica típica es una pierna en rotación externa y con acortamiento. Dolorosa a la palpación y a los movimientos de rotación. La flexión de la cadera suele ser muy dificultosa por el dolor. Imposibilidad para la deambulación. Suelen ser fracturas de mayor sangrado en comparación a las fracturas pertrocantéricas. El diagnóstico de estas fracturas normalmente basta con radiografías simples en dos proyecciones. No obstante, en pacientes jóvenes que presenten este tipo de fracturas por traumatismos de alta energía debemos descartar otras lesiones óseas, especialmente pélvicas. En caso de visualización dificultosa del trazo de fractura o sospecha de extensión a la región trocantérica será necesaria la ampliación del estudio de imagen mediante TC (Tomografía Computarizada).

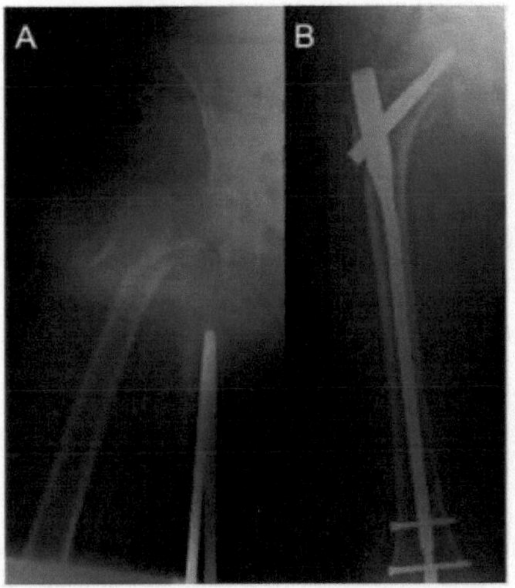

Imagen 3.1. Fractura subtrocantérica de cadera derecha. Véase el acortamiento de la fractura por acción de los isquiotibiales y el cuádriceps, la rotación externa a consecuencia de la integridad del glúteo medio y de la flexión y rotación externa de la fractura por la acción del músculo iliopsoas (A). Tratamiento quirúrgico con clavo femoral proximal con doble bloqueo distal (B). Imagen obtenida del Hospital Universitario Virgen de las Nieves.

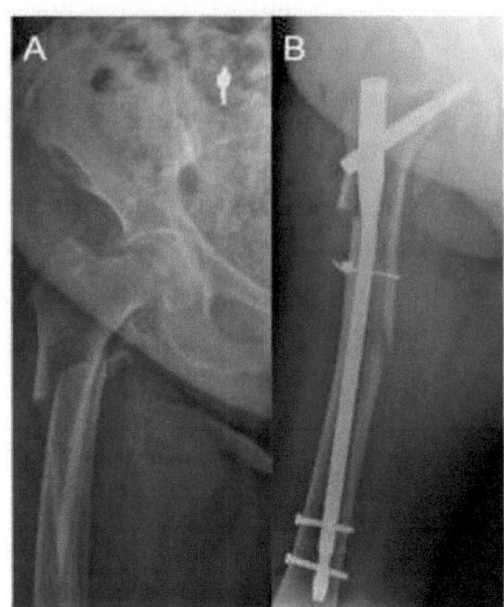

Imagen 3.2. Fractura subtrocantérica con extensión diafisaria en paciente de 89 años tras traumatismo de baja energía. A: Morfología espiroidea. B: Enclavamiento con clavo femoral proximal anterógrado con cerclaje. Imagen obtenida del Hospital Universitario Virgen de las Nieves.

Clasificación

Existen múltiples clasificaciones para estas fracturas aunque la mayoría están en desuso. Una clasificación no muy utilizada pero que resulta útil ya que permite valorar si la fractura es susceptible de ser tratada mediante enclavamiento y ayudar a la elección del clavo es la clasificación de Russell-Taylor. Esta clasificación divide las fracturas en función de la afectación o no de la fosa pisiforme. Se dividen en:

- Tipo I: Integridad de la fosa pisiforme
    - IA: Trocánter menor adherido al fragmento proximal
    - IB: Trocánter menor desprendido del fragmento proximal
- Tipo II: Extensión de la fractura a la fosa pisiforme
    - IIA: Trocánter menor adherido al fragmento proximal
    - IIB: Trocánter menor desprendido del fragmento proximal

A pesar de las múltiples clasificaciones, las fracturas de la región subtrocantérica se suelen clasificar en función de su estabilidad;

- Estables: Hablamos de que una fractura subtrocantérica es estable cuando se puede lograr un contacto óseo medial y posterior adecuado.

- Inestables: No se logra el contacto óseo medial, ya sea por conminución por oblicuidad del trazo de fractura.

Tratamiento

- Conservador:

Raramente estas fracturas son tratadas de forma conservadora, este tipo de tratamiento se reserva casi exclusivamente para pacientes con grandes comorbilidades en los que se desestima la intervención quirúrgica. Este tipo de tratamiento ha sido prácticamente abandonado ya que supone inmovilizaciones muy largas, alto riesgo de retraso de consolidación y pseudoartrosis y provoca grandes deformidades en varo y acortamientos, además de la alta mortalidad que conlleva.

- Quirúrgico:

El tratamiento de elección es por tanto quirúrgico. El objetivo terapéutico de las fracturas subtrocantéricas es conseguir una reducción anatómica con fijación interna. Por ello, previo a la realización de la intervención es fundamental lograr una reducción adecuada, intentando conseguir la mayor estabilidad posible y un buen contacto óseo medial. El momento idóneo de la intervención dependerá del tipo de fractura y de la edad y comorbilidades del paciente. En las fracturas subtrocánt́ericas ocurridas en el contexto de un politraumatismo, se deben seguir las normas establecidas por el *Advanced Trauma Life Support*, siendo estas fracturas diferibles dando prioridad a la cirugía de control de daños. Las fracturas producidas en pacientes añosos por traumatismos de baja energía deben ser manejadas siguiendo las guías NICE (*National Institute for Health and Care Excellence*), quienes establecen que este tipo de fracturas deben ser fijadas el mismo día o el día siguiente de su producción. Las alternativas quirúrgicas pueden ser divididas en fijación mediante dispositivos extramedulares y fijación mediante dispositivos intramedulares:

- Dispositivos Extramedulares: Los dispositivos extramedulares, como las placas puente o los dispositivos de fijación interna son en la actualidad un correcto tratamiento de este tipo de fracturas. Sin embargo, están prácticamente en desuso, el único que aún se sigue empleando en reducidos casos es el tornillo-placa deslizante (DHS - *Dynamic Hip Screw*). Sólo se emplean en casos de fracaso del enclavado, complicaciones del mismo (mal reducción o pseudoartrósis) o raros casos de fracturas proximales muy cortas.

- Dispositivos Intramedulares: La fijación intramedular es en la actualidad la técnica de elección para el tratamiento de este tipo de fracturas ya que poseen múltiples ventajas en comparación con los tornillos-placa. El enclavamiento intramedular tiene las ventajas de una cirugía de mínima invasión lo que reduce el riesgo de infección y de pseudoartrosis al evitar la desperiostización del foco, permite un mejor reparto de cargas, un menor brazo de palanca y menor estrés sobre el implante ya que al estar colocado en el centro de la cavidad medular está localizado más próximo a la línea de carga de dicha extremidad. El clavo es más rígido y soporta menor tensión respecto a otras alternativas, convirtiéndolo en un constructo mecánicamente fuerte. Permite una mejor distribución de las fuerzas de carga y evita la medialización de la diáfisis femoral causada por la fuerza de los músculos aductores. Estas ventajas biomecánicas suponen una mejoría significativa del pronóstico del paciente. Su implantación supone una realineación del eje mecánico adecuada, cirugía de mínima invasión con menor cantidad de sangrado y permite la deambulación precoz en carga, lo que supone para muchos autores el beneficio más importante (Figura 1).

La dificultad del tratamiento de estas fracturas reside principalmente en las potentes fuerzas que deforman el fémur proximal tras el traumatismo. La actitud en varo, flexión, abducción y rotación externa del fragmento proximal y el acortamiento y aducción del distal, hace precisa una reducción adecuada previa a la cirugía para evitar mala reducción y evitar, en la medida de lo posible, el fracaso del implante. Hemos de tener en cuenta que las fuerzas soportadas por esta región anatómica son muy potentes por lo que es clave, aunque en muchas ocasiones complejo, conseguir una adecuada reducción previa a la colocación del implante.

El correcto tratamiento de este tipo de fracturas, posterior a la selección del clavo a utilizar, comienza con la selección adecuada del punto de entrada. Clásicamente y con el diseño de clavos rectos, el punto de entrada en la fosa piriforme ha sido el punto de elección ya que permite introducir el clavo recto siguiendo el eje anatómico del fémur. No obstante, es crucial realizar la entrada en este punto de forma correcta ya que un punto de entrada piriforme inadecuado aumenta el riesgo de mala reducción y de estallido del punto de entrada. Posteriormente se diseñaron los clavos de entrada trocantérica para evitar las complicaciones asociadas al punto de entrada piriforme. Estos clavos , curvados proximalmente para evitar la mala alineación en varo, no son lineales al eje anatómico, pero tienen la ventaja de menor iatrogenia a las partes blandas circundantes. Además, la región trocantérica presenta mayor exposición anatómica y por tanto mayor facilidad de localizar el adecuado punto de entrada. La implantación muy lateral del clavo produce con mucha frecuencia la mala reducción en varo de la fractura, por ello es recomendable, medializar ligeramente el punto de entrada trocanterico para evitar esta angulación y además, ser menos traumático con los músculos abductores.

Existen diversos tipos de clavos endomedulares, su elección dependerá de la morfología de la fractura, la afectación de trocánteres y fosa pisiforme y de las preferencias del cirujano. Podemos emplear:

- Clavos femorales proximales: Clavo con la parte proximal más ancha, permite la introducción de un tornillo cefálico mejorando la fijación en un hueso osteoporótico. El estrés soportado por el implante es superior en comparación al de los clavos femorales de reconstrucción.

- Clavos femorales de reconstrucción: Habitualmente presentan dos tornillos de bloqueo cefálicos. Más útiles en pacientes jóvenes por mayor distribución del soporte de cargas del implante. Los tornillos cefálicos agarran mejor en hueso esponjoso sano, por ello son preferibles en pacientes jóvenes.

- Clavos intramedulares con bloqueo proximal intertrocantérico: Son clavos que presentan un diámetro similar en todo su trayecto. Se emplean en casos en los que la fractura es lo suficientemente baja y que presentan integridad de ambos trocánteres.

Complicaciones

Las complicaciones de la fijación de estas fracturas son comunes. Las complicaciones relacionadas con el tipo de implante ocurren con mayor frecuencia con el uso de tornillos-placa. Entre las complicaciones más frecuentes destacan:

- Mal reducción y mal alineamiento de la fractura: El varo de cadera suele ser una de las complicaciones más frecuentes a la hora de tratar estas fracturas. Un punto de entrada muy lateralizado del clavo y una mala reducción prefijación, dificultada por la acción de los aductores y del músculo iliopsoas, suelen ser los factores que predisponen a la mala alineación en varo de la cadera. El punto de entrada lateral, además de la deformidad en varo, favorece la lesión a la cortical lateral de la fractura, lo que supone una posición alta del tornillo cefálico predisponiendo al fracaso del implante del tipo cut-out.

- Sangrado: El sangrado en estas fracturas se produce por la lesión de los vasos de los tejidos blandos de alrededor de la fractura y de la red vascular intramedular. Además, el enclavado empeora este sangrado al lesionar las ramas perforantes de la femoral profunda. Para controlar esta complicación en la medida de lo posible es necesaria la realización meticulosa y adecuada de la técnica quirúrgica y la reserva de sangre en caso de necesidad de transfusión.

- Infección: La infección es una de las complicaciones de más difícil manejo. Las infecciones superficiales pueden ser tratadas con antibioterapia sistémica mientras que las infecciones profundas requieren un desbridamiento extenso del tejido afectado. En caso de consolidación de la fractura, será necesaria la retirada del material de osteosíntesis junto con el desbridamiento y la antibioterapia sistémica. Las pseudoatrosis sépticas pueden ser tratadas mediante el uso de sistemas RIA (*Reamer-Irrigator-Aspirator*), espaciadores de cemento con antibiótico (técnica de Masquelet) o con el recambio posterior al desbridamiento del tipo de enclavado.

- Retardo de la consolidación/pseudoatrosis: Múltiples son los factores que pueden interferir en la adecuada curación de las fracturas subtrocantéreas. En primer lugar y como sabemos, es una región anatómica biomecánica y anatómicamente compleja, que dificulta su curación y la facilidad de producir pseudoartrosis. Está demostrado que los pacientes diabéticos, fumadores, que toman esteroides o aquellos que tienen poco stock óseo tienen mayor riesgo de pseudoatrosis. También influyen factores perioperatorios tales como mala alineación en varo, distracción de la fractura, la distancia punta-ápex o la necesidad de reducción abierta, ya que requiere una extensa desperiostización.

- Fallo y/o ruptura del implante: Ya sea por mala reducción o por mal anclaje proximal (mal punto de entrada, mala colocación del tornillo cefálico, gran osteoporosis…).

FRACTURAS DIAFISARIAS DE FÉMUR

Las fracturas diafisarias del fémur, al igual que las subtrocantéricas, tienen una distribución bimodal. En pacientes por debajo de los 35 años hay un predominio en el sexo masculino, con un ratio aproximado de 5.5 hombres/mujeres. Estas fracturas en pacientes jóvenes suelen aparecer en el contexto de un politraumatismo. A partir de los 85 años, existe un pico de incidencia en el sexo femenino, con un ratio aproximado de 9,4 mujeres/hombres constituyendo la fractura diafisária más frecuente en mujeres ancianas.

Habitualmente, el 75% de las fracturas diafisarias de fémur se produce en pacientes jóvenes en el contexto de traumatismo de alta energía. Suelen seguir un patrón transversal, oblicuo corto o continuo por el choque directo (Figura 3). El mecanismo habitual es el choque de la rodilla contra el salpicadero del coche, siendo frecuentes las lesiones de fémur proximal y medio, las lesiones pelvicoacetabulares, meseta tibial y las lesiones ligamentosas y mensuales de rodilla. El 25% de estas fracturas ocurre por traumatismos de baja energía, es el caso de la población anciana. Estas fracturas suelen seguir un patrón espiroideo por un desequilibrio entre las fuerzas de tracción y compresión.

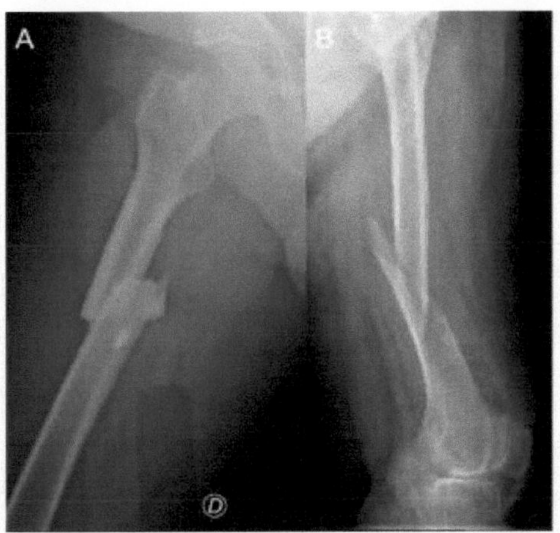

Imagen 3.3. A: Fractura diafisaria de fémur de morfología transversal en paciente joven tras accidente de tráfico. Véase la conminución de la fractura. B: Fractura diafisaria de fémur de morfología espiroidea en paciente anciana con evidente osteoporosis.. Imagen obtenida del Hospital Universitario Virgen de las Nieves.

Dado que la mayoría de las fracturas de la diáfisis femoral se produce en pacientes politraumatizados, es fundamental llevar a cabo una exhaustiva evaluación del paciente para valorar patología de la columna vertebral, pelvis y partes blandas, ya que se lesionan con frecuencia en los accidentes de tráfico.

Clasificación

Existen varias clasificaciones para las fracturas de fémur diafisario. Las clasificaciones clásicas no soy muy empleadas en la actualidad, ya que se prefiere definirlas por su morfología y estabilidad. Las dos clasificaciones más empleadas son:

- Clasificación de Winquist y Hansen: Está basada en el grado de conminución del foco.

  - Tipo 0: No conminuta.
  - Tipo I: Conminución mínima.
  - Tipo II: Un 50% de la circunferencia de la cortical está intacta.
  - Tipo III: Conminución de la circunferencia de la cortical entre el 50-100%.
  - Tipo IV: No hay contacto entre las corticales de los fragmentos.

- Clasificación de la AO/OTA: No muy útil para la decisión terapéutica. El fémur corresponde a la región 32.

  - Simples (32-A)
    - 32-A1: Fractura simple espiroidea.
    - 32-A2: Fractura simple oblicua (>30º).
    - 32-A3: Fractura simple transversa (>30º).

  - En cuña (32-B)
    - 32-B1: Fractura en cuña espiroidea.
    - 32-B2: Fractura con cuña en flexión.
    - 32-B3: Fractura con cuña fragmentada.

  - Compleja (32-C)
    - 32-C1: Fractura compleja espiroidea.
    - 32-C2: Fractura compleja segmentaria.
    - 32-C3: Fractura compleja irregular.

- Por estabilidad de la fractura: Normalmente es la forma de clasificarlas, ya que la estabilidad de la fractura determinará el tipo de tratamiento seleccionado.

- Las fracturas simples, suelen ser fracturas transversales u oblicuas cortas, que suelen localizarse en el segmento medio o en la unión entre los segmentos proximal y medio. Estas fracturas suelen deberse a traumatismos por choque directo por un mecanismo de flexión. Son fracturas que por lo general no producen inestabilidad axial ni rotatoria tras la fijación.

- Las fracturas complejas suelen ser fracturas espiroideas y oblicuas largas que suelen tener un tercer fragmento. Son fracturas producidas por un mecanismo de flexión y torsión. La estabilidad de estas fracturas suele depender del tamaño y de la situación del tercer fragmento.

- Las fracturas conminutas y bifocales son fracturas de gran complejidad y suelen asociar inestabilidad rotatoria y axial tras la fijación.

Ante la presencia de una fractura diafisaria femoral, es importante realizar una exploración clínica y radiológica adecuada. Las fracturas diafisarias de fémur suponen una pérdida de sangre de aproximadamente unos 1200 cc, por lo que es crucial, más aún en el contexto de un politraumatismo, la vigilancia de un posible shock hipovolémico. Además, entre un 2.5 y un 6% de estas fracturas asocia una fractura de cuello femoral, pasando desapercibidas una parte importante de ellas por una inadecuada evaluación radiológica recomendándole la realización de tomografía computarizada (TC) y proyecciones anteroposterior y lateral de toda la longitud del fémur, rodilla incluida (Figura 4).

En las fracturas femorales también es recomendable realizar radiografías de tórax, para valorar la presencia de un posible distrés respiratorio a consecuencia de la embolia grasa y radiografías de rodilla y pelvis para evaluar la presencia de lesiones posiblemente asociadas.

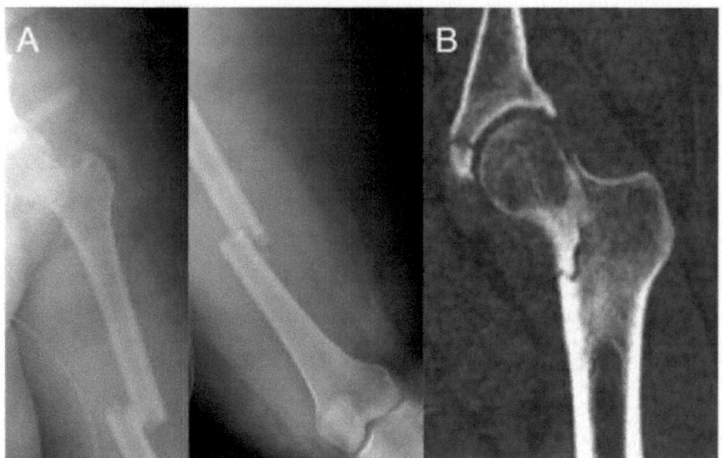

Imagen 3.4. Fractura diafisaria de fémur en paciente de 33 años en contexto de politraumatismo. Asociaba fractura pélvica compleja y fractura del cuello femoral. A: Morfología transversal de la fractura, típica de un paciente joven. B: Fractura capital y del cuello femoral en pierna ipsilateral. Véase el trazo vertical de la fractura. Imagen obtenida del Hospital Universitario Virgen de las Nieves.

Tratamiento

Las opciones terapéuticas de las fracturas diafisarias femorales son:

- Conservador: Prácticamente anecdótico. Se realizará mediante la colocación de una tracción transesquelética durante 6 semanas colocando posteriormente un brace o una férula. Este tratamiento se reserva para pacientes muy deteriorados con contraindicación anestésica. Mal pronóstico por su alta mortalidad.

- Reducción provisional: Se realizará un tratamiento provisional de las fracturas cuando la cirugía definitiva deba demorarse 24-48 horas. Para la reducción provisional se puede usar;

-Tracción blanda: Aconsejable usar esta tracción en aquellos pacientes que vayan a ser intervenidos en las primeras 24 horas desde la producción de la fractura. En pacientes que vayan a ser intervenidos de forma definitiva pasadas las primeras 24 horas se deberá colocar una tracción transesquelética. No se deben usar más de 3 Kg.

- Tracción esquelética o transesquelética: Este tipo de tracción debe colocarse en aquellos pacientes cuya cirugía definitiva se demore más de 24 horas. Se debe colocar en peso el 10% del peso corporal, siendo aconsejable una evaluación radiográfica posterior y de forma seriada para evitar el riesgo de distracción excesiva del foco. Los pacientes con inestabilidad fisiológica a los que les sea colocada una tracción esquelética pueden llegar a estar sometidos a largos periodos de inmovilización, por ello es recomendable la vigilancia de los signos de infección en los puntos de entrada y salida de la aguja o el clavo y de la aparición de lesiones de partes blandas por decúbito. Además será necesario un correcto tratamiento tromboprofiláctico. La tracción la podremos colocar;

- Supracondílea: Es lo ideal. Mayor confort para el paciente y aplica una mayor tracción. Tiene el inconveniente de que puede causar rigidez de rodilla por lesión del vasto medial, lateral y de la cápsula articular (Figura 5).

- Transtibial: Más incómoda para el paciente y aplica una tracción menor. Supone el riesgo de lesión ligamentosa y/o lesión del nervio ciático poplíteo externo. Evitar poner en presencia de lesiones ligamentosas de rodilla.

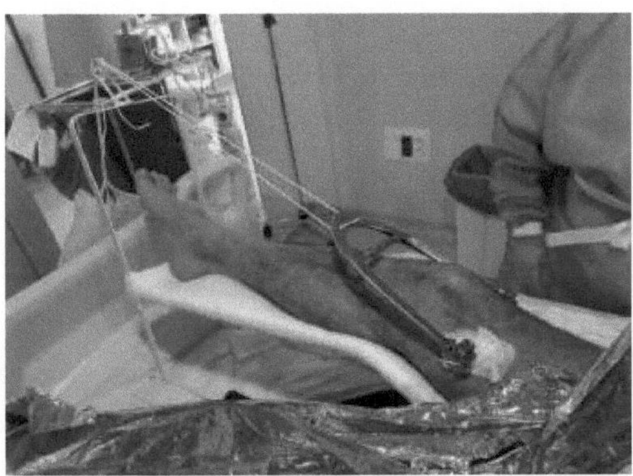

Imagen 3.5. Reducción provisional de fractura diafisaria de fémur en paciente precipitado mediante tracción esquelética supracondílea. Imagen obtenida del Hospital Universitario Virgen de las Nieves.

- Quirúrgico: Es el tratamiento elegido. El tratamiento quirúrgico de las fracturas diafisarias de fémur en el contexto de un politraumatismo debe realizarse en las primeras 24 horas siempre que el estado respiratorio y neurológico del paciente lo permita. La intervención temprana de estas fracturas disminuye el riesgo de embolia grasa y se ha observado que disminuye significativamente la morbimortalidad. Por lo general, las fracturas femorales deben ser tratadas con la mayor brevedad posible. Recordemos que en caso de diferir la cirugía se deberá colocar una tracción esquelética. Las opciones quirúrgicas son:

- Dispositivos extramedulares:

- Fijación externa: Los fijadores externos no se consideran en la actualidad como tratamiento definitivo de la fractura. Tienen alto riesgo de infección de los pines del fijador (alrededor del 50%). La fijación externa se reserva para aquellos pacientes que presenten fracturas abiertas (normalmente Tipo III de Gustilo & Anderson) y pacientes inestables como medida provisional. Serán empleados como estabilización provisional en aquellos pacientes que presenten inestabilidad con hipotensión o hipoperfusión mantenida, elevación del ácido láctico, lesión pulmonar o traumatismo craneoencefálico severo. Posteriormente, se reemplazará la fijación por el enclavado endomedular.

- Tornillo-placa: Se reserva para casos en los que el enclavado es dificultoso por deformidad femoral, canal pequeño o cerrado o para fracturas periimplante en las que el canal medular esté ocupado. También útiles en fracturas localizadas en la unión metafisodiafisaria distal. El uso de tornillo-placa en fracturas diafisarias femorales tiene mayor riesgo de infección, refractura, fracaso de la fijación, pseudoartrosis y desvitalización de los fragmentos en caso de desperiostización excesiva.

- Dispositivos intramedulares:

- Enclavado endomedular anterógrado: El enclavado endomedular es hoy en día el tratamiento de elección para las fracturas diafisarias de fémur, siendo el *gold standard* el enclavado anterógrado, encerrojado y fresado (Figura 6). Este tratamiento tiene múltiples ventajas frente a otras alternativas tales como menor daño al periostio, mínima invasión con menor riesgo de infección, menor brazo de palanca respecto a los tornillos-placa y permite la deambulación precoz. Lo ideal es un fresado del canal medular previo a la inserción del clavo ya que facilita la inserción y tiene un efecto osteogénico sobre el foco de fractura. El fresado del canal puede aumentar el riesgo de complicaciones respiratorias por la embolia grasa aunque no está del todo claro. El encerrojado proximal y distal del clavo permite una mayor fijación del dispositivo al hueso.

- Enclavado endomedular retrógrado: Los clavos de inserción retrógrada se reservarán para fracturas de tercio distal de fémur, fracturas periprotésicas de rodilla o abordare proximal dificultoso. Elección útil en casos de fracturas pelvicoacetabulares asociadas, lesiones de la columna vertebral, fracturas bilaterales de fémur o en pacientes con obesidad mórbida. Tiene la ventaja de una mayor facilidad para localizar el punto de entrada adecuado. El clavo debe ser introducido centrado en la escotadura intercondílea a unos 10 mm anterior al origen del ligamento cruzado posterior (LCP) en el plano anteroposterior y anterior a la línea de Blumensaat (línea radiográfica visible en la proyección lateral de rodilla que indica el techo de la escotadura intercondílea) en el plano lateral (Figura 7).

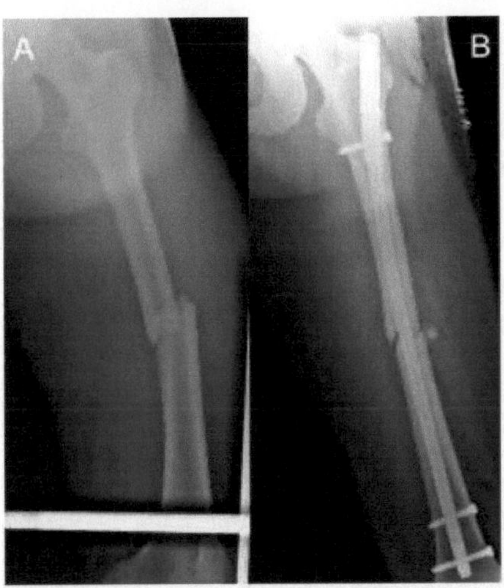

Imagen 3.5. Fractura diafisaria de fémur en paciente de 22 años en contexto de politraumatismo. A: Véase la morfología transversal por mecanismo de flexión forzada. B: Enclavamiento con clavo femoral anterógrado fresado de reconstrucción. Imagen obtenida del Hospital Universitario Virgen de las Nieves.

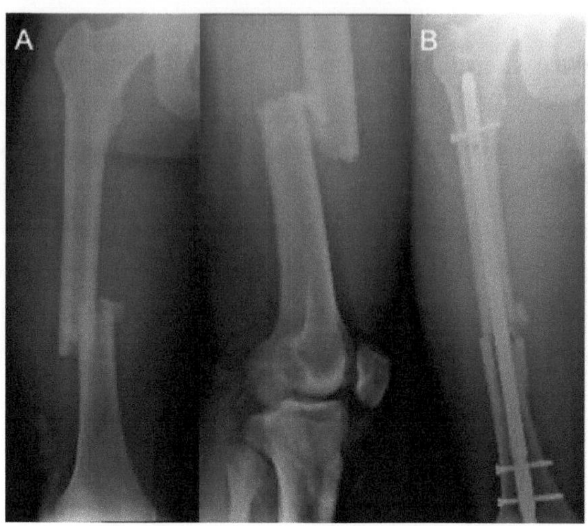

Imagen 2.7. Fractura diafisaria femoral en paciente de 18 años en contexto de accidente de tráfico. A: Morfología transversal de la fractura or mecanismo de flexión forzada. B: Tratamiento mediante enclavamiento retrógrado fresado. Imagen obtenida del Hospital Universitario Virgen de las Nieves.

Complicaciones

Las complicaciones de las fracturas femorales son frecuentes, son fracturas con alta morbilmortalidad, especialmente a consecuencia de la complicación más temida; la embolia grasa.

- El síndrome de la embolia grasa aparece entre las 24-48 horas posteriores a la producción de la fractura. Es una complicación muy grave que puede llegar hasta el 15% de mortalidad. La clínica típica de este síndrome es la aparición de un cuadro de taquipnea y taquicardia, con hipoxemia y alteración del estado cognitivo. También son características la aparición de petequias difusas. El tratamiento consiste en ventilación mecánica con niveles altos de presión positiva teleespiratoria (PEEP).
- Las complicaciones neurovasculares son poco frecuentes. En caso del uso de tracciones transtibiales se puede causar una lesión iatrogénica del nervio ciático poplíteo externo. En caso de complicaciones vasculares se deberá realizar arteriografía u otro estudio similar en caso de ausencia de pulsos o fracturas con heridas penetrantes por arma blanca o de fuego.

- Aunque poco frecuente en esta región anatómica, puede presentarse un síndrome compartimental. A pesar de su baja incidencia es imprescindible una vigilancia exhaustiva en pacientes que hayan sufrido aplastamientos o compresiones prolongadas.
- La infección es otra de las posibles complicaciones, aunque también poco frecuente. Las fracturas con mayor riesgo de infección son las fracturas abiertas. La reducción abierta de este tipo de fracturas aumenta el riesgo de infección respecto al abordaje de mínima invasión. En caso de diagnóstico de infección, será necesario el desbordamiento extenso, la antibioterapia endovenosa y la retirada o el mantenimiento del enclavado en función de su estabilidad y la consolidación de la fractura. También son útiles los sistemas RIA (*Reamer-Irrigator-Aspirator*) con buenos resultados para el tratamiento de las infecciones.

- La inmovilización prolongada, frecuente en pacientes con fracturas de columna, pelvicoacetabulares y huesos largos, supone un riesgo importante para la aparición de trombosis venosa profunda y en consecuencia una tromboembolia pulmonar. Se ha de sospechar tromboembolia pulmonar en pacientes con taquipnea y taquicardia de aparición brusca, que presenten dolor torácico y alteración del estado mental. Para evitarlo, es imprescindible la adecuada tromboprofilaxis, que puede ser mecánica o farmacológica. También influye la posibilidad de una precoz inmovilización ya que permitirá una movilización más temprana.
- La consolidación viciosa de estas fracturas depende principalmente del tipo de fractura y de la reducción conseguida con la fijación. Las fracturas con mayor riesgo de consolidación viciosa son las fracturas conminutas que tienen riesgo de acortamiento y malrotación. La malrotación puede aparecer hasta en un 20% de los pacientes.
- Otra de las complicaciones es el retraso de la consolidación y la pseudoartrosis de la fractura. Los factores clave que favorecen el aumento del riesgo de esta complicación es la desperiostización agresiva (al colocar placas), la fractura abierta y el tabaquismo. Se diagnosticará ante la ausencia de signos de consolidación pasados los 6 meses desde la producción. El tratamiento de elección sería la sustitución del clavo con fresado previo por uno de mayor diámetro más el aporte de injerto.

FRACTURAS ATÍPICAS DE FÉMUR

Las fracturas atípicas de fémur son aquellas fracturas que se presentan sin antecedente traumático previo o con traumatismos de baja energía. Característicamente son fracturas de morfología transversal de localización subtrocantérica o diafisaria. Se han descrito estas fracturas en pacientes sometidos a tratamientos prolongados con bifosfonatos o Denosumab (anticuerpo monoclonal IgG2 humano empleado en el tratamiento de la osteoporosis), ya que largos tratamientos disminuyen el recambio óseo. La incidencia de estas fracturas es menor de 50 casos por 100.000 habitantes/año.

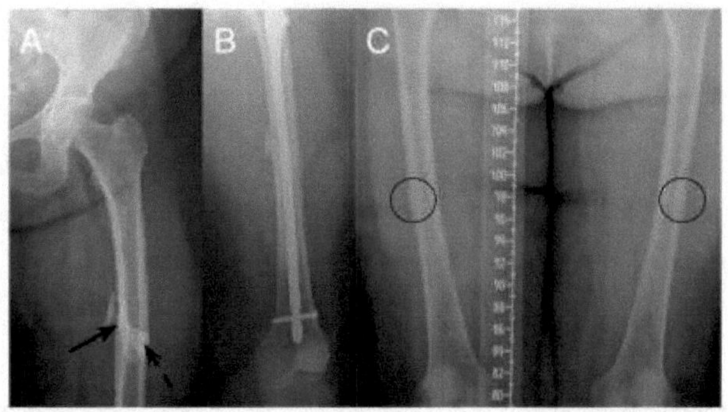

Imagen 3.8. Fractura atípica diafisaria de fémur en paciente mujer tras tratamiento prolongado con bifosfonatos. A: Véanse las imágenes radiológicas típicas, espiga ósea en cortical medial (flecha continua) y el engrosamiento cortical lateral (flecha discontinua). B: La fractura fue tratada mediante un clavo femoral proximal anterógrado y fresado. C: Teleradiografía de miembros inferiores realizada un mes antes de la fractura, véanse los engrosamientos corticales laterales en ambos fémures (círculos). El fémur contralateral fue enclavado de forma profiláctica. Imagen obtenida del Hospital Universitario Virgen de las Nieves.

Estas fracturas, además de ser habitualmente transversas, suelen presentar una reacción perióstica con engrosamiento de la cortical lateral ("*Beaking*") y la presencia de un "pico" o espícula en la cortical medial. Para el diagnóstico de este tipo de fracturas se deben cumplir al menos 4 de los 5 criterios establecidos por la Sociedad Americana para la Investigación Ósea y Mineral (ASBMR) (Tabla 1) (Figura 8). El tratamiento de estas fracturas es similar al de las fracturas subtrocantéricas y diafisarias de fémur, aunque es necesario hacer un estudio para la valoración y corrección del perfil metabólico de dichos pacientes.

Bibliografía

- Panteli M, Mauffrey C, Giannoudis P. Subtrochanteric fractures: Issues and challenges. Int. J. Care Injuried. 2017; 48 (10): 2023-26.
- Yoon R, Donegan D, Liporace F. Reducing Subtrochanteric Femur Fractures: Tips and Tricks, Do´s and Don´ts. Ortho Trauma. 2015; 29(4 Supplement):28-3.
- Bonnomet F., Clavert P., Cognet J.-M. Fracture de la diaphyse fémorale de l'adulte. EMC (Elsevier Masson SAS, Paris), Appareil locomoteur, 14-078-A-10, 2006.
- Cannada L. Fracturas de la diáfisis femoral y del fémur proximal. En: Boyer MI, editor. AAOS Comprehensive Orthopaedic Review 2. 2nd edition. USA. AAOS; 2018. p. 423-36.
- Villalón J, Delgado AD, Hernández D. Fracturas subtrocantéreas y diafisarias de fémur. En: Director/Coordinador/Editor del libro. Curso COT.. Lugar de publicación: Curso COT; 2017. Tema 57 p. 1-13.
- Tornetta II, P et al. Roockwood and Green's Fractures in adults. 9ª ed, E. Lippincott WW, 2019.
- Bartra A, et al. Coste de la fractura de cadera osteoporótica en España por comunidad autónoma. Rev Esp Cir Ortop Traumatol. 2018. https://doi.org/10.1016/j.recot.2018.03.005
- Morgan, SJ. Fractures of the hip. En: Lieberman, JR AAOS Comprehensive Orthopaedic Review. Tercera edición. Los Ángeles, California. Wolters Kluwer Health. 2020. p. 2206-2234.
- Miyamoto RG, Kaplan KM, Levine BR, Egol KA, Zuckerman JD. Surgical management of hip fractures: an evidence-based review of the literaturate. I: femoral neck fractures. J Am Acad Orthop Surg. 2008;16:596-607
- Zlowodzki MP, Wijdicks CA, Armitage BM, Cole PA. Value of washers in internal fixation of femoral neck fractures with cancellous screws: a biomechanical evaluation. J Orthop Trauma. 2015;29:69-72.
- Yu L, Wang Y, Chen J. Total hip arthroplasty versus hemiarthroplsty for displaced femoral neck fractures: meta-analysys of randomized trials. Clin Orthop Relat Res. 2012; 470: 2235-43

- Parker MJ, Handoll HH. Gamma and other cephalocondylic intramedullary nail versus extramedullary implants for extracapsular hip fractures in adults. Cochrane Database Syst Rev 2010;(9):CD000093
- Buruian, A et al. Distal interlocking for short trochanteric nails: static, dynamic or no locking? Review of the literature and decision algorithm EFORT Open Rev 2020;5:421-429. DOI: 10.1302/2058-5241.5.190045
- Aguado I, Escudero R, García JM, Alonso N, et al. Resultados y complicaciones de la osteosíntesis de fracturas pertrocantéreas de fémur mediante clavo endomedular con espiral cefálica (clavo femoral proximal antirrotación) en 200 pacientes. Rev Esp Cir Ortop traumatol. 2013;57(3)-.201-207.
- Delgado Martínez AD. Cirugía ortopédica y traumatología. 4ª ed. España: Panamericana; 2018.
- Schünke M, Schulte E, Schumacher U, Voll M, Wesker K. Prometheus texto y atlas de anatomía. Vol 2. 1ª ed. España: Panamericana; 2005.
- Weiss DA. Fracturas Máster en cirugía ortopédica. 2ª ed. España: Marbán; 2009.

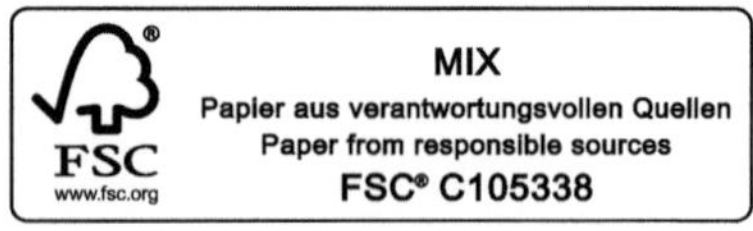

Printed by Books on Demand GmbH, Norderstedt / Germany